Dr SIGUIER
ANCIEN INTERNE
DES HÔPITAUX DE PARIS

OBSERVATIONS CLINIQUES

MELUN
IMPRIMERIE E. LEGRAND
23, RUE BANCEL, 23

1898

Dr SIGUIER
ANCIEN INTERNE
DES HÔPITAUX DE PARIS

OBSERVATIONS CLINIQUES

MELUN
IMPRIMERIE E. LEGRAND
23, RUE BANCEL, 23

1898

GRIPPE

A FORME GASTRO-INTESTINALE

GRIPPE

A FORME GASTRO-INTESTINALE

Parmi les manifestations multiples que peut présenter la grippe dans son évolution, il en est sur lesquelles on ne saurait trop attirer l'attention : nous voulons parler des phénomènes gastro-intestinaux qui se montrent avec la plus extrême fréquence.

Tantôt, ils accompagnent les autres accidents en restant au second plan ; tantôt, ils occupent toute la scène morbide, donnent à l'affection, d'ordinaire bénigne, une allure spéciale; tantôt, enfin, ils arrivent à la terminaison de la maladie dont ils allongent singulièrement le cours, et contribuent à affaiblir le malade par les troubles de nutrition qu'ils occasionnent forcément.

Il nous a été donné d'observer plusieurs cas intéressants pendant l'hiver qui vient de s'écouler.

Les observations cliniques que nous avons enregistrées, et qui croyons-nous méritent d'être rapportées, ont trait surtout à des manifestations gastro-intestinales pures imprimant à la grippe un caractère particulier.

Nous passerons sous silence les cas très nombreux et par ce fait banals dans lesquels l'infection peu intense est cependant généralisée, où l'intestin ainsi que les autres organes donne sa note.

Les malades qui nous occupent sont ceux chez lesquels nous avons pu constater une gastro-entérite grippale, nette, bien définie, à marche insidieuse, torpide, à évolution lente accompagnée d'une infection du tube digestif très tenace et se traduisant par les symptômes suivants :

Inappétence. — Intolérance gastrique. — Hypothermie avec état syncopal plus ou moins accentué. — Parésie intestinale accompagnée de tympanisme.

Voici trois observations brièvement rapportées dont nous ferons ensuite la critique.

Observation I.

Madame X..., 37 ans.

Antécédents héréditaires. — Rien de particulier.

Antécédents personnels. — Pas de maladies antérieures. Rien du côté du tube digestif. Souvent spasmes nerveux. Palpitations cardiaques.

Début de la maladie. — Au commencement du mois de décembre 1897. Pendant quelques jours, inappétence, dégoût profond pour tout aliment. Abattement général, névralgies sus-orbitaires, douleurs musculaires, courbatures.

La malade est forcée de s'aliter.

L'auscultation des poumons et du cœur ne révèle rien d'anormal. Etat saburral de la langue recouverte d'un enduit épais et blanchâtre.

Estomac légèrement distendu, sensible à la pression. Douleur spontanée nulle.

Léger tympanisme. Le ventre est un peu sensible à la palpation. Pas de douleurs ni provoquées ni spontanées au niveau des fosses iliaques.

Borborygmes. Pas de diarrhée, plutôt de la constipation.

Température 36°.

Urines sédimenteuses, uratės, phosphates.

Augmentation de l'urée, traces d'albumine.

Les jours suivants :

La température reste toujours au-dessous de 37° avec des oscillations entre 35-6 et 36-6.

L'inappétence et le dégoût pour la nourriture sont de plus en plus marqués et l'haleine est très forte. Les mêmes symptômes des voies digestives sont observés. De plus, pendant deux jours apparaît une intolérance gastrique absolue, accompagnée de vomissements bilieux. Le lait lui-même ne peut-être supporté et la malade ne garde que de l'eau d'Evian ou du thé léger.

Au bout de ce laps de temps le lait est de nouveau

supporté. Il n'y a pas d'ictère, ni de teinte subictérique des sclérotiques. Le foie est à peu près normal, parfois légèrement congestionné. Pas de pigments biliaires dans les urines, absence d'urobiline.

Le tympanisme persiste ainsi que la parésie intestinale : la constipation est opiniâtre et la malade ne va à la selle que par de petits purgatifs (magnésie anglaise) souvent répétés. Deux fois par jour de grands lavages intestinaux de un ou deux litres d'eau bouillie tiède sont pratiqués. Fréquemment on observe un état de lipothymie très accentué allant presque jusqu'à la syncope.

Ces phénomènes persistent pendant six semaines après lesquelles la convalescence commence. La diurèse est plus abondante. Le sommeil qui avait disparu revient progressivement, la langue se nettoie, l'haleine est moins forte. Le tympanisme disparaît, l'intestin commence à fonctionner naturellement. Plus de sensibilité à la palpation. Toutefois l'appétit est toujours nul.

La température remonte à 37-37-2.

Malgré tout la dépression est très grande, la malade marche difficilement et garde la plupart du temps la chaise longue.

Petit à petit le régime lacté exclusif qui avait été imposé est moins rigoureux, on lui adjoint des bouillons, du jus de viande, de la purée de pomme de terre au lait, des œufs à la coque.

Enfin la malade au bout de deux mois est remise, non sans toutefois avoir fait une petite rechute qui retarde encore de huit jours son complet rétablissement.

Le point qui frappe le plus dans cette observation, c'est la persistance des troubles gastro-intestinaux. C'est aussi l'évolution complètement apyretique de cette véritable auto-intoxication. L'atonie intestinale, fréquente dans ces cas, dépend de l'infection qui amène la parésie des fibres musculaires, parésie se traduisant par du tympanisme quelquefois très accentué. Les contractions de l'intestin demandent à être sollicitées, et quand on se trouve en présence d'une constipation opiniâtre, il est bon de débarrasser le gros intestin par des lavages quotidiens.

Les laxatifs répétés sont aussi un utile adjuvant. Le régime lacté exclusif doit être rigoureusement prescrit, car dans ces formes d'injection il n'est pas rare d'observer de l'albuminurie passagère. Ce traitement suffit à assurer l'antiseptie des voies digestives; les expériences de Gilbert et Dominici en font foi. Nous croyons donc utile d'écarter l'administration de toute espèce de substance, tels que benzo-naphtol, salol, etc., qui peuvent fatiguer l'intestin dans ses fonctions d'assimilation et donner un surcroît de travail à l'élimination des toxines par les reins.

La lipothymie semble être le résultat de l'affaiblissement général et du ralentissement de la nutrition survenant par suite de la longue durée de ces troubles digestifs.

Cependant, il est des cas où la prédisposition individuelle, l'état de nervosisme du sujet joue un rôle capital dans la production de ces lipothymies. L'état syncopal peut même être assez fort pour inspirer des craintes à l'entourage et au médecin. Témoin l'observation suivante :

Observation II.

Madame X...

Antécédents personnels. — Pas de maladies graves. Troubles intestinaux assez sérieux il y a 4 ou 5 ans.

La malade est une nerveuse, elle a eu plusieurs petites attaques de nerfs occasionnées soit par un malaise, soit par des émotions.

Le début de la gastro-entérite est insidieux. Après quelques jours d'inappétence et d'embarras gastriques les forces diminuent à tel point que la malade est forcée de s'aliter.

Peu de temps avant son affection elle avait éprouvé une grande émotion : elle avait, dans une foule, vu mourir quelqu'un à ses côtés.

Examen clinique.

Poumons. — Rien à l'auscultation. Points névralgiques intercostaux.

Tube digestif. — Langue saburrale, pas de fétidité de l'haleine. Estomac légèrement distendu, sensible à la palpation. Etat nauséeux presque continuel, accompagné seulement d'un ou deux vomissements.

INTESTINS. — Peu de parésie intestinale, le tympanisme est presque nul. Quelques borborygmes. Constipation. Le ventre n'est pas sensible au toucher. La palpation au niveau des fosses iliaques ne réveille pas de douleurs. Cependant durant deux jours il y eut des coliques assez fortes.

CŒUR. — Tachycardie. Quelquefois de l'arythmie. 120 à 140 pulsations, pouls légèrement dépressible.

Etat syncopal très accentué pendant 3 ou 4 jours.

ETAT GÉNÉRAL. — Intolérance gastrique très marquée, prostration très grande. Insomnie avec cauchemars, crises de larmes.

TEMPÉRATURE. — Les premiers jours 37° à 37-5; puis hypothermie. 36 à 36-5.

URINES. — Normales.

DURÉE. — Trois semaines. Le même traitement que pour la malade précédente est institué : laxatifs, régime lacté exclusif, thé léger, lavages intestinaux. Pour soutenir le cœur et relever un peu les forces. pendant quelques jours nous ordonnons de la caféine.

Dans une troisième observation, nous remarquons à peu près les mêmes symptômes. Il s'agit ici d'un homme bien constitué, atteint aussi de grippe à forme gastro-intestinale. Dans cette observation, que nous ne jugeons pas utile de rapporter tout au long, il y a également de l'hypothermie, du tympanisme léger et une faiblesse assez accentuée. Les douleurs intestinales sourdes, persistantes, dominent. Pas de syncope ni de lipothymie. Pas de vomissements. Urines normales. La durée est de trois semaines. Même traitement què précédemment.

Il nous a été donné d'observer cinq ou six cas analogues à ceux que nous venons de rapporter. Ils sont pour ainsi dire calqués les uns sur les autres.

Dans cette forme particulière de grippe, l'évolution de la maladie est insidieuse ; les symptômes, pour être effacés, n'en sont pas moins d'une persistance qui peut faire concevoir de l'inquiétude. L'intestin reprend sa fonction avec beaucoup de lenteur et il n'est pas rare, un ou deux mois après, de voir survenir de petites rechutes. L'état général est parfois profondément altéré, et le sujet ne peut de longtemps supporter la moindre fatigue.

A côté de ces formes torpides, on remarque des cas de gastro-entérite grippale constituant avec celles-ci de véritables antithèses. On se trouve alors en présence d'une infection suraiguë, évoluant à grand fracas avec hyperthermie, délire, vomissements et tout un cortège de symptômes des plus alarmants.

Nous avons été appelés à donner des soins à un enfant qui, après une grippe à forme pulmonaire légère, a été atteint de gastro-entérite dans de semblables conditions.

Les vomissements étaient tels que le petit malade ne pouvait rien supporter. Il n'y avait pas de diarrhée. L'abdomen était d'une sensibilité exagérée, et enfin la température pendant deux ou trois jours restait audessus de 40°. Pour amener un abaissement thermique, nous avons été obligés d'avoir recours à des enveloppements tièdes à 20° avec le drap mouillé. La déferyescence s'est opérée graduellement et au bout d'une semaine l'enfant était en bonne voie de guérison.

Nous pouvons donc nous faire une idée de la diversité des accidents grippaux. Non seulement cette affection présente des manifestations multiples se traduisant par telle ou telle forme, mais encore dans chacune de ces formes elle à une façon différente d'évoluer. Toutefois il est indéniable que, malgré le polymorphisme des symptômes, il y a une uniformité dans l'étiologie, et que tous ces troubles ne sont que l'expression clinique d'une même infection, l'infection grippale.

INJECTIONS DE SÉRUM ARTIFICIEL

Dans un cas d'infection puerpérale.

INJECTIONS DE SÉRUM ARTIFICIEL

Dans un cas d'infection puerpérale.

Nous avons eu dernièrement à soigner un cas intéressant d'infection puerpérale.

Madame X..., accouche le 15 mars d'un enfant bien constitué.

C'est son troisième enfant. Elle a eu trois fausses couches. Les couches précédentes se sont bien passées et la malade s'est bien relevée sans avoir aucun accident post-partum.

La dernière grossesse a été également bonne.

Seulement quelques jours avant l'accouchement elle est prise de faiblesse avec tendance à la lipothymie.

Nous sommes appelés pour la première fois auprès d'elle juste au moment où la sage-femme venait de la délivrer. Le délivre était complet, complètes étaient aussi les membranes. La malade venait d'avoir une syncope et l'on était accouru vers nous en toute hâte. Elle était pâle, exsangue, avec des sueurs froides et présentant l'aspect d'une femme faisant une hémorragie interne. Nous portons immédiatement la main sur le bas-ventre et nous tombons sur un utérus bien contracté ; nous l'exprimons cependant, et, après avoir découvert la malade, nous ne constatons ni sortie de caillots, ni même un écoulement sanguin assez abondant pour justifier le diagnostic d'hémorragie.

Un injection chaude de sublimé au millième est donnée par la sage-femme. Puis nous auscultons le cœur dont les battements sont précipités mais réguliers. Le pouls est petit, rapide : un pouls d'accouchée. Pas de température, pas de frissons. Nous ordonnons une potion à la caféïne et nous nous retirons.

Deux jours après nous sommes rappelés pour les mêmes accidents. Après avoir constaté les mêmes phénomènes que précédemment et nous être rendus compte de l'apyrexie complète, nous rassurons la malade et nous faisons continuer le traitement.

Le surlendemain nous revenons. C'était le cinquième jour de l'accouchement. Le thermomètre marquait 39°. Il n'y avait pas eu de frissons, mais des sueurs profuses accompagnées de bouffées de chaleur. Nous interrogeons la malade : elle nous dit n'éprouver aucune douleur ni dans le bas-ventre, ni dans les aines, ni dans les cuisses. Elle avait voulu, malgré nos conseils, nourrir son enfant. Nous lui enjoignons de cesser. L'examen des seins ne dénote aucune inflammation. Pas de galactophorite. Pas de céphalagie également. Quelques troubles de la vue et des bourdonnements dans les oreilles.

Les urines sont devenues rares. L'insomnie est complète. La prostration est de plus en plus marquée. Le ventre découvert nous montre un léger degré de tympanisme. Au palper, l'utérus n'est pas sensible ; il n'est pas distendu ; dans les fosses iliaques droite et gauche, on ne réveille aucune sensation douloureuse. Les lochies sont plus rares, un peu fétides.

Le pouls est petit, rapide, régulier, légèrement dépressible et donne 140 pulsations à la minute. Le cœur bat très vite, il n'y a ni souffle ni arythmie.

Nous faisons immédiatement un lavage intra-utérin avec une solution de permanganate de potasse à un millième.

Sixième jour. — Le lendemain, les accidents s'accentuent. La température du matin est de 40° ; celle du soir de 41°.

La malade est étendue dans le décubitus dorsal; elle n'a pas bien conscience de ce qui se fait autour d'elle. Le ventre est ballonné, non douloureux, il y a des borborygmes.

Les lochies sont fétides. La céphalalgie est assez grande. Dans la journée, de deux heures à quatre, il y a eu plusieurs frissons.

Dans la soirée surviennent des vomissements et une diarrhée liquide, noirâtre, extrêmement fétide. Le pouls est à 160. Il est petit, dépressible et par instant irrégulier. Le cœur bat très rapidement. Les urines sont rares, foncées et contiennent un peu d'albumine.

Nous avertissons la famille du danger presque imminent que court la malade.

Septième jour. — Mêmes phénomènes que la veille, température du matin et du soir 41°. En plus du délire, subdelirium tranquille. Appréhensions de la malade qui répète souvent que : « tout est fini, qu'on la laisse tranquille. »

Nous ordonnons de faire de l'irrigation continue avec une solution de permanganate, et nous nous décidons à faire des injections sous-cutanées de serum artificiel. Pour cela nous nous servons de la solution suivante :

Chlorure de sodium ...	10 grammes.
Eau stérilisée..........	1.000 grammes.

Nous choisissons comme lieu d'élection la région fessière. L'abdomen étant distendu, nous craignons que le liquide injecté ne provoque trop de douleurs. Toutes les précautions antiseptiques prises, nous faisons dans le tissu cellulaire une injection de 80 c.c. La malade la supporte très bien. Cinq à six heures après, nous revenons en constater les effets. Le liquide est complètement absorbé. Le cœur semble un peu mieux ; il n'y a plus d'arythmie; il est plus fort et le pouls est sensiblement plus régulier.

Huitième jour. — Mêmes phénomènes :

Température du matin et du soir 41°. Tympanisme toujours accentué. Diarrhée abondante, fétide; lochies nauséeuses. Plus de vomissements.

L'état général est meilleur : le sujet n'a plus de délire, les urines sont très rares.

Cœur rapide, pouls 160.

Seconde injection de 100 c. c.

Neuvième jour. — Température du matin 39°8; du soir 40°.

Tympanisme. Urines encore rares. Enfin mêmes symptômes qu'hier; seulement l'amélioration paraît plus marquée. L'entourage se prend à espérer alors que l'avant-veille tout semblait perdu.

Troisième injection de 100 c. c.

Dixième jour. — Température du matin 39°; température du soir 39°5.

Amendement sensible de l'état général. La malade commence à s'intéresser à ce qui se passe autour d'elle. Les urines deviennent plus abondantes. Le tympanisme s'atténue. La diarrhée est moins fétide ainsi que les lochies. Le cœur est moins rapide; les battements sont bien frappés. Le pouls n'est plus dépressible; il devient régulier. Pulsations 120.

Quatrième injection de 100 c. c.

Onzième jour. — Température du matin et du soir 39°.

Même état. La malade dort 2 heures le jour et 2 heures la nuit.

Cinquième injection de 80 c. c.

Douzième jour. — Température du matin 37°8; du soir 38°5.

Urines abondantes. La fétidité des lochies est très atténuée; le tympanisme est peu accentué; la diarrhée beaucoup moins abondante.

La malade commence à reposer; pouls 90; cœur bon.

Sixième injection de 80 c. c.

Enfin le lendemain, le thermomètre marque 37° le matin et 37°5 le soir. La malade dort, se trouve bien. La diarrhée a totalement disparu; les lochies sont plus abondantes, sanguinolentes et n'ont plus d'odeur; les urines sont belles. Le cœur est bon; le pouls est à 80.

Les jours suivants, tout rentre dans l'ordre petit à petit et la convalescence commence. Le vingtième jour, la malade se trouve dans l'état d'une accouchée normale.

Pendant toute la durée de l'infection naturellement, les injections au permanganate ont été continuées. A l'irrigation au permanganate pendant dix jours ont succédé des lavages très fréquents espacés de plus en plus, au fur et à mesure que l'amélioration se faisait sentir.

De ce cas intéressant, il résulte que le traitement sérothérapique dans l'infection puerpérale, sans être une arme absolument certaine, présente cependant de grands avantages. Tout d'abord, s'il ne réussit pas, il est inoffensif; sauf les abcès sous-cutanés qu'une asepsie bien entendue peut écarter, nous ne voyons pas d'inconvénient à cette méthode. Elle a été déjà pratiquée avec succès dans certaines infections; elle constitue un véritable lavage du sang et nous croyons qu'elle est appelée à rendre de grands services dans tous les cas où l'infection est généralisée, où il y a une véritable intoxication de toute l'économie.

www.ingramcontent.com/pod-product-compliance
Ingram Content Group UK Ltd.
Pitfield, Milton Keynes, MK11 3LW, UK
UKHW021203230726
13926UKWH00001B/286

9 782016 178829